Vinej Somaraj

Epidemiologia das doenças periodontais

Vinej Somaraj

Epidemiologia das doenças periodontais

ScienciaScripts

Imprint

Any brand names and product names mentioned in this book are subject to trademark, brand or patent protection and are trademarks or registered trademarks of their respective holders. The use of brand names, product names, common names, trade names, product descriptions etc. even without a particular marking in this work is in no way to be construed to mean that such names may be regarded as unrestricted in respect of trademark and brand protection legislation and could thus be used by anyone.

Cover image: www.ingimage.com

This book is a translation from the original published under ISBN 978-3-659-50420-4.

Publisher:
Sciencia Scripts
is a trademark of
Dodo Books Indian Ocean Ltd. and OmniScriptum S.R.L publishing group

120 High Road, East Finchley, London, N2 9ED, United Kingdom
Str. Armeneasca 28/1, office 1, Chisinau MD-2012, Republic of Moldova, Europe
Printed at: see last page
ISBN: 978-620-8-34625-6

ÍNDICE

INTRODUÇÃO

o.g O termo "Periodonto" deriva da palavra grega "Peri" que significa "à volta" e "odont" que significa "dente"

o.g Pode ser simplesmente definido como "tecidos que revestem e suportam os dentes"

o.g Composto por osso alveolar, cemento radicular, ligamento periodontal (tecidos de suporte) e gengiva (tecido de revestimento)

o.g O periodonto é a unidade funcional dos tecidos que suportam o dente, incluindo a gengiva, o ligamento periodontal, o cemento e o processo alveolar

o.g O dente e o periodonto são designados em conjunto como "Unidade Dentoperiodontal"

PERIODONTITE

Definida como "uma doença inflamatória dos tecidos de suporte dos dentes causada por microrganismos específicos ou grupos de microrganismos específicos que resulta na destruição progressiva do ligamento periodontal e do osso alveolar com formação de bolsas, recessão ou ambos".

o.g A infeção periodontal é iniciada por agentes patogénicos orais invasivos específicos que colonizam biofilmes de placa dentária na superfície do dente, e a resposta imunitária do hospedeiro à inflamação desempenha um papel central na patogénese da doença.

o.g Existe um equilíbrio entre o desafio microbiano e a resposta imunitária do hospedeiro; qualquer alteração a esse equilíbrio com a adição de outros factores modificadores é responsável pela manifestação clínica da doença periodontal.

o.g A doença periodontal é uma doença infecciosa complexa resultante da interação entre a infeção bacteriana e a resposta do hospedeiro ao desafio bacteriano, e a doença é modificada por factores ambientais, factores de risco adquiridos e suscetibilidade genética.

o.g> Inflamação dos tecidos de suporte dos dentes.

o.g> Geralmente uma alteração progressivamente destrutiva que leva à perda de osso e do ligamento periodontal.

o.g> Uma extensão da inflamação da gengiva para o osso e ligamento adjacentes. Por definição, a periodontite é uma inflamação das estruturas de suporte dos dentes - normalmente uma alteração destrutiva progressiva que leva à perda do osso e do ligamento periodontal. A atividade da doença periodontal refere-se à fase da doença caracterizada pela perda do osso de suporte e da fixação dos tecidos. Isto implica que a história natural da doença periodontal é marcada por períodos de destruição ativa e de relativa quiescência, embora os tecidos periodontais permaneçam relativamente inflamados - Jack G Caton

Uma definição de caso de periodontite de dois níveis:

1. Uma definição de caso sensível que inclui casos incipientes ("presença de perda de inserção proximal de ☐3mm em ☐2 dentes não adjacentes")

2. Uma definição para identificar apenas casos com extensão e gravidade substanciais da doença ("presença de perda de inserção proximal de ☐5mm em ☐30% dos dentes presentes"). - Workshop Europeu de Periodontologia (2005)

Duas definições de caso para utilização em estudos de base populacional:

1. Uma definição de caso para periodontite moderada ("dois ou mais locais interproximais com perda de inserção □4 mm, não no mesmo dente, ou dois ou mais locais interproximais com profundidades de sondagem □5 mm, não no mesmo dente")

2. Uma definição de caso para periodontite grave ("dois ou mais locais interproximais com perda de inserção □6 mm, não no mesmo dente, e um ou mais locais interproximais
locais com profundidade de sondagem □ 5 m m "). - Centro de Controlo e Prevenção de Doenças dos EUA (CDC) e Academia Americana de Periodontologia (AAP) -[2007]

John W Riggs (1811-1885)

o.g> Reconheceu claramente a importância dos irritantes locais na etiologia da doença periodontal

o.g> Durante muitos anos, sobretudo na América, a periodontite era conhecida como "doença de Riggs".

o.g> O termo "pyorrhea alveolaris" foi introduzido no início do século XIX para descrever a periodontite e significava literalmente "pus que escorria do alvéolo".

Uma definição de caso padrão de uma doença é um requisito fundamental para a vigilância da doença com base na população. As definições de caso para periodontite desenvolvidas pelo Grupo de Trabalho de Vigilância de Doenças Periodontais do CDC.

São fornecidas duas definições para a periodontite: uma para a periodontite grave e outra para a periodontite moderada.

A definição de caso para a periodontite grave é rigorosa para garantir que os pacientes identificados pela definição têm efetivamente a doença.

Disease Category	Clinical Definition		
	CAL		PD
Severe periodontitis	≥2 interproximal sites with CAL ≥6 mm (not on same tooth)	and	≥1 interproximal site with PD ≥5 mm
Moderate periodontitis	≥2 interproximal sites with CAL ≥4 mm (not on same tooth)	or	≥2 interproximal sites with PD ≥5 mm (not on same tooth)
No or mild periodontitis	Neither "moderate" nor "severe" periodontitis		

A caraterística clínica que distingue a periodontite da gengivite é a presença de perda de inserção clinicamente detetável.

Caraterísticas:

1. O tecido pode ter um aspeto rosa pálido (tecido firme e rígido) ou vermelho vivo, vermelho-púrpura (tecido esponjoso)
2. A margem gengival pode estar inchada ou fibrótica
3. As papilas interdentárias podem não preencher o espaço do encaixe interdentário
4. Hemorragia após uma sondagem suave, podendo ser visível pus
5. As profundidades de sondagem são de 4 mm ou mais devido à migração apical do epitélio juncional
6. Há perda de osso alveolar

CLASSIFICAÇÃO DAS DOENÇAS PERIODONTAIS NECESSIDADE DE CLASSIFICAÇÃO

1. Para efeitos de diagnóstico, prognóstico e planeamento do tratamento
2. Ajuda a comunicar entre clínicos, investigadores, educadores, estudantes, epidemiologistas e profissionais de saúde pública
3. Compreender a etiologia e a patologia das doenças do periodonto
4. Para uma separação e organização lógica e sistemática dos conhecimentos sobre as doenças

CLASSIFICAÇÕES DAS DOENÇAS PERIODONTAIS

1. AAP (Academia Americana de Periodontologia) Workshop Mundial em Periodontia Clínica (1989)

2. Workshop Europeu de Periodontologia (1993)
3. Workshop Internacional da AAP (Academia Americana de Periodontologia) para a Classificação das Doenças Periodontais (1999)

AAP (ACADEMIA AMERICANA DE PERIODONTOLOGIA) WORKSHOP MUNDIAL DE PERIODONTIA CLÍNICA (1989)

- Periodontite do adulto
- Periodontite de início precoce
- Periodontite pré-púbere
- Generalizado
- Localizado
- Periodontite juvenil
- Generalizado
- Localizado
- Periodontite rapidamente progressiva

- Periodontite associada a doenças sistémicas como a síndrome de Down, diabetes tipo I, SIDA
- Periodontite ulcerativa necrosante
- Periodontite refractária

PERIODONTITE DO ADULTO

► Idade de início >35 anos

► Taxa lenta de progressão da doença

► Sem defeitos nas defesas do hospedeiro

PERIODONTITE DE INÍCIO PRECOCE

► Idade de início <35 anos

► Rápida taxa de progressão da doença

► Defeitos nas defesas do hospedeiro

► Associado a uma microflora específica

PERIODONTITE ASSOCIADA A DOENÇAS SISTÉMICAS

► Doenças sistémicas que predispõem a uma taxa rápida de periodontite

► Doenças: Síndrome de Down, Infeção por VIH, Diabetes

PERIODONTITE ULCEROSA NECTROTIZANTE

► Necrose e ulceração da parte coronal das papilas interdentárias e da margem gengival com uma gengiva marginal vermelha brilhante e dolorosa que sangra facilmente

► A caraterística distintiva é a progressão destrutiva do periodonto e a perda óssea

PERIODONTITE REFRACTÁRIA

► Referido a doença em vários locais em doentes que continuam a demonstrar perda de aderência após terapêutica aparentemente adequada

► Caracterizado por baixos índices de placa bacteriana e baixa capacidade de resposta à terapia periodontal

SEMINÁRIO EUROPEU DE PERIODONTOLOGIA (1993)

1. Periodontite do adulto
2. Periodontite de início precoce
3. Periodontite necrotizante

PERIODONTITE DO ADULTO

► Idade de início = 4th década de vida (30 - 39 anos de idade)

► Taxa lenta de progressão da doença

► Sem defeitos nas defesas do hospedeiro

PERIODONTITE DE INÍCIO PRECOCE

► Idade de início = antes da 4th década de vida (30 - 39 anos de idade)

► Rápida taxa de progressão da doença

► Defeitos nas defesas do hospedeiro

► Associado a uma microflora específica

PERIODONTITE NECROTIZANTE

► Doença grave e rapidamente progressiva que apresenta um eritema caraterístico da gengiva livre, da gengiva aderente e da mucosa alveolar; necrose extensa dos tecidos moles

► Perda grave de ligação periodontal

► A formação de bolsas profundas não é evidente

WORKSHOP INTERNACIONAL DA AAP PARA A CLASSIFICAÇÃO DAS DOENÇAS PERIODONTAIS (1999)

1. Doenças gengivais
2. Periodontite crónica
3. Periodontite agressiva
4. A periodontite como manifestação de doenças sistémicas
5. Doenças periodontais necrotizantes
6. Abcessos do periodonto
7. Periodontite associada a lesões endodônticas
8. Deformações e condições de desenvolvimento ou adquiridas

DOENÇAS GENGIVAIS

1. Doenças gengivais induzidas pela placa dentária = podem ocorrer num periodonto com ou sem perda de inserção que seja estável e não progrida.

2. A não placa induz lesões gengivais

DOENÇAS GENGIVAIS INDUZIDAS PELA PLACA DENTÁRIA

▶ Gengivite associada apenas à placa dentária

▶ Doenças gengivais modificadas por factores sistémicos

▶ Doenças gengivais modificadas por medicamentos

▶ Doenças gengivais modificadas pela desnutrição

GENGIVITE ASSOCIADA APENAS À PLACA DENTÁRIA

▶ Sem factores contributivos locais

▶ Com factores contributivos locais

o Depósitos

■ Cálculo supra e subgengival

■ Detritos alimentares

► Hábitos

o Cerrar os dentes, bruxismo e hábitos anormais de morder

► Maloclusão

DOENÇAS GENGIVAIS MODIFICADAS POR FACTORES SISTÉMICOS

► Associado ao sistema endócrino

o Gengivite associada à puberdade

o Gengivite associada ao ciclo menstrual

o Gravidez associada

■ Gengivite

■ Granuloma piogénico

o Gengivite associada à diabetes mellitus

► Associado a discrasias sanguíneas

o Gengivite associada à leucemia

► Doenças gengivais modificadas por medicamentos

o Aumentos gengivais influenciados por medicamentos

o Gengivite influenciada por medicamentos

■ Gengivite associada a contraceptivos orais

► Doenças gengivais modificadas pela malnutrição

o Gengivite por deficiência de ácido ascórbico

LESÕES GENGIVAIS NÃO INDUZIDAS PELA PLACA DENTÁRIA

► Doenças gengivais de origem bacteriana específica
► Doenças gengivais de origem viral

- ► Doenças gengivais de origem fúngica
- ► Lesões gengivais de origem genética
- ► Manifestações gengivais de doenças sistémicas
- ► Lesões traumáticas (factícias, iatrogénicas ou acidentais)

DOENÇAS GENGIVAIS DE ORIGEM BACTERIANA ESPECÍFICA

- ► Neisseria gonorrhea
- ► Treponema pallidum
- ► Espécies de Streptococcus

DOENÇAS GENGIVAIS DE ORIGEM VIRAL

- ► Infeção pelo vírus do herpes
- ► Varicela zoster

DOENÇAS GENGIVAIS DE ORIGEM FÚNGICA

- ► Espécies de Candida
- ► Histoplasmose

LESÕES GENGIVAIS DE ORIGEM GENÉTICA

- ► Fibromatose gengival hereditária

MANIFESTAÇÕES GENGIVAIS DE DOENÇAS SISTÉMICAS

- ► Lesões muco-cutâneas
- o Líquen plano
- o Pênfigo vulgar

o Lúpus eritematoso

PERIODONTITE

Subdivididos nos seguintes três grandes tipos com base em caraterísticas clínicas, radiográficas, históricas e laboratoriais:

1. Periodontite crónica
2. Periodontite agressiva
3. A periodontite como manifestação de doenças sistémicas

PERIODONTITE CRÓNICA

► A forma mais comum de periodontite.

► Trata-se de uma infeção bacteriana nos tecidos de suporte dos dentes.

► Caracteriza-se pela destruição da PDL e do osso alveolar e pela formação de bolsas e/ou recessão gengival.

► Anteriormente conhecida como "Periodontite do adulto"

Caraterísticas clínicas:

1. Prevalece principalmente em adultos, mas pode ocorrer tanto na dentição primária como na adulta.
2. A doença progride normalmente a um ritmo lento a moderado.
3. A quantidade de destruição dos tecidos é consistente com a presença de factores etiológicos locais.

4. A placa bacteriana e o cálculo subgengival são achados frequentes.
5. Os factores ambientais, como o consumo de tabaco e o stress emocional, modificam a doença.

A periodontite crónica é ainda subclassificada em formas "localizadas" e "generalizadas" e caracterizada como "ligeira", "moderada" ou "grave" com base nas caraterísticas comuns mencionadas acima e nas seguintes caraterísticas específicas:

► Localizada = <30% dos locais envolvidos

- ► Generalizada = >30% dos locais envolvidos

- ► Ligeira = 1-2 mm de perda de fixação clínica

- ► Moderado = 3-4 mm de perda de ligação clínica

- ► Grave = >5mm de perda de ligação clínica

PERIODONTITE AGRESSIVA

- ► Forma altamente destrutiva de periodontite

- ► Caracteriza-se por uma rápida perda de aderência e uma resposta menos previsível à terapia periodontal.

- ► Afecta indivíduos que são clinicamente saudáveis.

- ► Anteriormente conhecida como "Periodontite de início precoce"

PERIODONTITE AGRESSIVA

- ► Forma generalizada [anteriormente denominada Periodontite juvenil generalizada]

- ► Afecta geralmente pessoas com menos de 30 anos de idade

- ► Perda generalizada da inserção proximal que afecta pelo menos três dentes, exceto o primeiro molar e os incisivos

Caraterísticas clínicas:

1. Menos comum, pode ocorrer tanto na dentição primária como na adulta
2. A quantidade de destruição tecidular pode ser inconsistente com a presença de factores etiológicos locais
3. A rápida progressão da doença pode ocorrer na presença de quantidades relativamente pequenas de placa bacteriana exibida pelos doentes
4. Perda rápida de aderência e destruição óssea

A periodontite agressiva é ainda classificada com base nas caraterísticas comuns descritas acima e nas seguintes caraterísticas específicas:

1. Forma localizada [anteriormente denominada Periodontite juvenil localizada]
2. Início da doença na circunferência da puberdade

3. Localizada na região do primeiro molar ou incisivo com perda de inserção proximal ou pelo menos dois dentes permanentes, um dos quais é o primeiro molar

A PERIODONTITE COMO MANIFESTAÇÃO DE DOENÇAS SISTÉMICAS

► Associado a doenças hematológicas

o Neutropenia adquirida

o Leucemia

► Associado a doenças genéticas

o Neutropenia familiar e cíclica

o Síndrome de Down

o Síndrome de deficiência de adesão de leucócitos

o Doenças de armazenamento do glicogénio

o Hipofosfatasia

DOENÇAS PERIODONTAIS NECROTIZANTES

Gengivite Ulcerativa Necrosante [NUG] - Doença da Boca de Trincheira

► Trata-se de uma doença microbiana da gengiva no contexto de uma resposta deficiente do hospedeiro.

► Caracteriza-se pela morte e descamação do tecido gengival e apresenta sinais e sintomas caraterísticos

Sinais:

1. As lesões caraterísticas são "depressões em forma de cratera perfurada" na crista das papilas interdentárias
2. A superfície das crateras gengivais está coberta por um "esfacelo cinzento,

pseudo-membranoso", demarcado do resto da mucosa gengival por um pronunciado "eritema linear

Sintomas:

1. As lesões são extremamente dolorosas e sensíveis ao toque
2. O doente queixa-se de uma dor constante e irradiante que se intensifica quando come alimentos picantes e quentes e mastiga
3. Presença de "gosto metálico desagradável" e o doente está consciente de uma quantidade excessiva de "saliva pastosa

PERIODONTITE ULCEROSA NECROSANTE [NUP]

► É uma infeção dolorosa caracterizada pela necrose dos tecidos gengivais, PDL e osso alveolar.

► Forma extremamente rápida e destrutiva de periodontite que produz a perda da ligação periodontal.

Sinais e sintomas:

1. Início súbito
2. Dor
3. Gengiva vermelha ardente com hemorragia espontânea
4. Necrose das papilas interdentárias (papilas esmagadas, perfuradas)
5. Pseudomembrana cinzenta
6. Febre, gânglios linfáticos inchados

ABCESSOS DO PERIODONTO

1. Abcesso gengival
2. Abcesso periodontal
3. Abcesso pericoronal

ABCESSO GENGIVAL

É uma lesão inflamatória aguda localizada que pode surgir devido a uma infeção microbiana da placa, trauma e impactação de corpo estranho

ABCESSO PERIODONTAL

- ► Trata-se de uma inflamação purulenta localizada dos tecidos periodontais.
- ► Encontrado em pacientes com periodontite não tratada

ABCESSO PERICORONAL

Resulta da inflamação do opérculo do tecido mole que cobre um dente parcialmente erupcionado, principalmente em torno do terceiro molar inferior

PERIODONTITE ASSOCIADA A LESÕES ENDODÔNTICAS

- ► Lesões endodôntico-periodontais
- ► Lesões periodontais e endodônticas

LESÕES ENDODÔNTICO-PERIODONTAIS

- ► A necrose pulpar precede as alterações periodontais
- ► Uma lesão peri-apical com origem numa infeção e necrose pulpar pode drenar para a cavidade oral através da LDP, resultando na destruição do osso alveolar adjacente à LDP.

LESÕES PERIODONTAIS-ENDODÔNTICAS

A infeção bacteriana da bolsa periodontal associada à perda de inserção e à exposição da raiz pode propagar-se através dos canais acessórios da polpa, resultando em necrose pulpar

DEFORMAÇÕES E CONDIÇÕES DE DESENVOLVIMENTO OU ADQUIRIDAS

► Factores localizados relacionados com os dentes que modificam ou predispõem a doenças gengivais/periodontite induzidas pela placa bacteriana

► Deformidades e condições muco-gengivais à volta do dente

► Deformidades e condições muco-gengivais nas cristas edêntulas

► Traumatismo oclusal

Factores localizados relacionados com os dentes que modificam ou predispõem a doenças gengivais/periodontite induzidas pela placa bacteriana

► Factores anatómicos do dente

► Restaurações/aparelhos dentários

► Fracturas radiculares

► Reabsorção da raiz cervical e laceração cementária

Recessão gengival/tecido mole [superfícies facial ou lingual, interproximal (papilar)]

► Falta de gengiva queratinizada

► Diminuição da profundidade vestibular

► Posição aberrante do frénulo/músculo

► Excesso de gengiva

► Pseudo-bolsas

o Margem gengival inconsistente

o Exposição gengival excessiva

o Aumento da gengiva

► Relação de cumeeira vertical e/ou horizontal

► Falta de tecido gengival queratinizado

► Aumento do tecido gengival/mole

► Posição aberrante do frénulo/músculo

► Diminuição da profundidade vestibular

TRAUMATISMO OCLUSAL
1. Traumatismo oclusal primário
2. Traumatismo oclusal secundário

TRAUMATISMO OCLUSAL PRIMÁRIO

► O traumatismo oclusal primário é causado por forças excessivas e não fisiológicas exercidas sobre dentes com um periodonto normal, saudável e não inflamado.

► As forças podem ser exercidas sobre as estruturas periodontais numa direção

(forças ortodônticas) ou como forças de "sacudidelas

TRAUMATISMO OCLUSAL SECUNDÁRIO

► O trauma secundário da oclusão é definido como o trauma causado por forças oclusais excessivas e prematuras em dentes com um periodonto inflamado.

► Isto ocorre quando a capacidade adaptativa dos tecidos para suportar as forças oclusais é prejudicada pela perda óssea resultante da inflamação marginal.

► Isto reduz a área de fixação periodontal e altera a influência sobre os restantes tecidos.

► O periodonto torna-se vulnerável a lesões, e as forças oclusais anteriormente bem toleradas tornam-se traumáticas.

ETIOLOGIA DAS DOENÇAS PERIODONTAIS FACTORES RESPONSÁVEIS PELA DOENÇA PERIODONTAL

Local factors
1. Deposits
   a. Supra- and subgingival calculus
   b. Materia alba
   c. Food debris and dental stains
2. Habits
   a. Clenching, bruxism and abnormal biting habits
   b. Tobacco abuse
3. Abnormal anatomy (malocclusion)
4. Irritants (mechanical or chemical)

Systemic factors
1. Malnutrition
   a. Nutrition and periodontitis
   b. Nutritional influences
2. Endocrine dysfunctions
   a. Diabetes
   b. Female hormonal alterations
3. Blood dyscrasias
4. Medication
5. Immune system disorders
6. Miscellaneous

CAUSAS DAS DOENÇAS PERIODONTAIS

Direct
- Poor oral hygiene resulting in accumulation of dental plaque and calculus
- Traumatic occlusion

Indirect
- Food impaction
- Chewing and smoking of tobacco
- Faulty restorations
- Badly designed partial dentures
- Orthodontic appliances
- Lack of lip seal/mouth-breathing
- Malnutrition- deficiency of vitamins A and C
- Endocrine disturbances
    - Physiological (puberty, pregnancy and the menopause)
    - Pathological (hyperthyroidism, hyperparathyroidism and diabetes mellitus)
- Decreased immunity
- HIV infection, persons on immunosuppressive drugs
- Blood disorders: Anaemia, leukaemia
- Malalignment of teeth
- Improper brushing technique
- Idiopathic
- Gingival fibromatosis
- Drug induced- phenytoin sodium, nifedipine, etc.

Other Causes
- Socioeconomic status
- Literacy level
- Access to oral health care facility
- Oral health knowledge and awareness
- Health insurance
- Stress

FACTORES DE RISCO PARA DOENÇAS PERIODONTAIS

Sociodemographic factors
- Age (older age groups)
- Gender (male)
- Socioeconomic Status (SES)/Education
- Ethnicity / Race (African–American, Asians)

Hereditary or acquired conditions
- Diabetes mellitus
- Cardiovascular disease (CVS)
- Obesity
- HIV/ Immunosuppression
- Osteoporosis /Osteopenia

Behavioral factors
- Tobacco use and cigarette smoking
- Patient compliance (oral hygiene practice and regular dental visits)

Microbial risk factor
- Specific bacteria in sub-gingival plaque
    a. *Tannerella forsythensis*
    b. *Porphyromoras gingivalis*
    c. *Aggregatibacter actinomycetemcomitans*
- Pathogenic potential of biofilm
- Total microbial burden

Psychological and cognitive factors
- Stress
- Bruxism

Host defence factors
- Genetic risk factors
  Immune response such as Interleukin-1, Fcγ, vitamin-D receptor

Local risk factors
- Faulty dental restorations
- Untreated dental disease
- Crowding (favors plaque accumulation)
- Furcation

CONTRIBUIÇÃO DA EPIDEMIOLOGIA PARA A INVESTIGAÇÃO PERIODONTAL

► A epidemiologia pode ser utilizada para descrever processos biológicos normais, como a altura em várias fases de crescimento, grupos sanguíneos e tempos e ordem de erupção dos dentes.

► No estudo das doenças, o estudo epidemiológico tem os 5 objectivos seguintes:

1. Compreender a história natural
A intervenção ou não numa doença é determinada pelo seu resultado natural.
2. Medir a distribuição das doenças nas populações
Os inquéritos demonstram como as doenças se distribuem por idade, sexo, raça, região geográfica e estatuto socioeconómico, podendo assim identificar problemas especiais.
3. Identificação dos factores de risco

Mesmo que a via causal de uma doença não seja totalmente compreendida, o conhecimento de alguns dos seus factores de risco pode conduzir a estratégias de intervenção para a sua prevenção e controlo.
4. Testar hipóteses de prevenção e controlo de doenças através de ensaios clínicos
Os ensaios clínicos são experiências epidemiológicas em que potenciais agentes, regimes ou procedimentos para a prevenção e controlo de doenças são testados prospectivamente em populações humanas sob condições controladas.
5. Planeamento e avaliação dos serviços de saúde

❖ Dados que descrevem

► A distribuição da doença, tanto tratada como não tratada, na população em estudo

► A utilização dos serviços de saúde pela população
► A disponibilidade e a produtividade dos serviços de saúde podem ajudar a planear os serviços e o pessoal necessários.

❖ As aplicações relacionadas incluem a validação da eficácia das técnicas de tratamento e dos procedimentos de garantia de qualidade.

EPIDEMIOLOGIA DAS DOENÇAS PERIODONTAIS

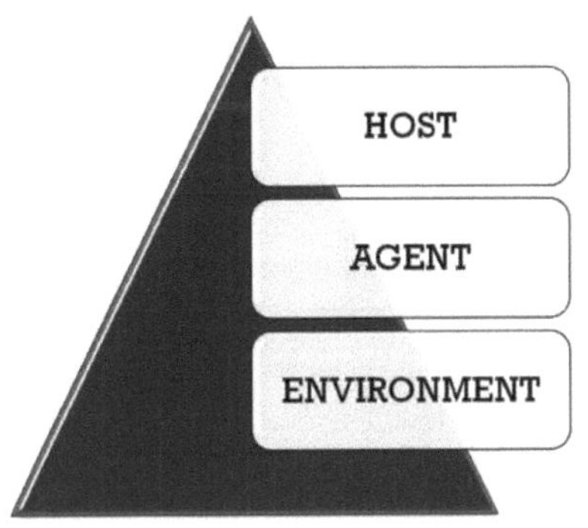

FACTORES EPIDEMIOLÓGICOS NAS DOENÇAS PERIODONTAIS

I. Host Factors
- Age
- Sex
- Race
- Endocrine Changes
- Intraoral Distribution
- Tooth Malalignment
- Restoration
- Traumatic Occlusion
- Oral Hygiene
- Tobacco
- Occupational Habits
- Systemic Factors
- Socio- Economic Status
- Psychosomatic Factors

II. Agent Factors
- Dental Plaque
- Calculus
- Stains

III. Environmental Factors
- Food and Nutrition
- Geographic Distribution
- Urbanization

DOENÇA PERIODONTAL - FACTORES DO HOSPEDEIRO IDADE

► A relação entre a idade e a periodontite não é simples.

► As primeiras evidências demonstram que tanto a prevalência como a gravidade da periodontite aumentam com o aumento da idade, sugerindo que a idade pode ser um marcador da perda de suporte dos tecidos periodontais

► O ponto de vista atual considera que a maior destruição periodontal nos idosos reflecte a acumulação de doença ao longo da vida e não uma condição específica da idade.

GÉNERO

► Mais prevalente em homens do que em mulheres

► Relacionada com uma pior higiene oral, atitudes menos positivas em relação à saúde oral e comportamento de visita ao dentista entre os homens

► Certas síndromes temporárias relacionadas com o género e com condições hormonais, como a gengivite associada à gravidez, bem como a gengivite associada à puberdade

que pode afetar crianças de ambos os sexos.

RAÇA

► Embora tenham sido demonstradas diferenças na prevalência da periodontite entre países e entre continentes, não foram documentadas diferenças consistentes entre grupos raciais/étnicos quando a idade e a higiene oral são tidas em conta.

► As variações de prevalência devem-se a uma base genética, a factores ambientais - hábitos alimentares, tipo de alimentos, material utilizado para a higiene.

► Os afro-americanos apresentam a maior prevalência de periodontite

ALTERAÇÕES ENDÓCRINAS

► Aumento da gengivite nas crianças à medida que atingem a puberdade

► As alterações patológicas associadas à periodontite incluem o hipertiroidismo e o hiperparatiroidismo

DISTRIBUIÇÃO INTRA-ORAL

► Superfície do dente mais afetada - Superfícies proximais

► Dentes mais gravemente afectados pela gengivite - molares e anteriores inferiores

► A perda de fixação é, em média, maior na maxila do que na mandíbula

DESALINHAMENTO DENTÁRIO

► A gengivite é mais comum e grave à volta dos dentes desalinhados porque são mais difíceis de limpar

RESTAURAÇÃO

► As bactérias acumulam-se mais facilmente na superfície cheia

► Uma obturação lisa e altamente polida é mais fácil de limpar do que uma superfície rugosa e, por conseguinte, há um menor grau de acumulação de placa bacteriana

HIGIENE ORAL

► Má higiene oral - Principal causa de gengivite e doença periodontal

HÁBITOS PROFISSIONAIS

► Hábitos como morder a linha por alfaiates e segurar os pregos entre os dentes por carpinteiros causam traumas no periodonto, levando à periodontite

TABACO

► O tabagismo e o tabaco sem fumo estão associados a uma má saúde periodontal, uma vez que diminuem a resistência dos tecidos e aumentam a suscetibilidade à gengivite e à doença periodontal

► O risco de periodontite atribuível ao tabaco, em comparação com a sua não utilização, é da ordem de 2,5 a 6,0 ou mesmo superior.

FACTORES SISTÉMICOS

► Diabetes Mellitus: Estudos sugerem uma relação bidirecional entre a diabetes e a periodontite, com uma destruição mais pronunciada dos tecidos periodontais em pessoas com diabetes, mas também um pior controlo metabólico da diabetes em indivíduos com periodontite e uma longa duração da doença

► Leucemia monocítica aguda - Aumento e ulceração gengival

► SIDA e VIH - Aumentam a suscetibilidade para doenças periodontais destrutivas

ESTATUTO SOCIOECONÓMICO

▶ Os grupos com rendimentos elevados têm uma taxa de doença periodontal mais baixa do que os grupos com rendimentos mais baixos

▶ Em geral, as pessoas mais instruídas, mais ricas e que vivem em circunstâncias mais desejáveis têm um melhor estado de saúde do que os segmentos menos instruídos e mais pobres da sociedade

OBESIDADE

▶ Foi sugerido que a plausibilidade biológica de uma potencial ligação entre a obesidade e a periodontite envolve o estado hiperinflamatório e o metabolismo lipídico aberrante prevalecente na obesidade, bem como a via da resistência à insulina, que podem resultar coletivamente numa maior degradação do suporte do tecido periodontal.

GENÉTICA

▶ Um genótipo específico do grupo polimórfico do gene IL-1 está associado a uma periodontite mais grave.

FACTORES PSICOSSOCIAIS

▶ Os mecanismos pelos quais o stress psicossocial pode afetar a saúde periodontal são complexos.

▶ Foi sugerido que uma das vias plausíveis pode envolver alterações comportamentais que levam ao tabagismo e a uma má higiene oral que, por sua vez, podem afetar a saúde periodontal

DOENÇA PERIODONTAL - FACTORES AGENTES PLACA DENTÁRIA

▶ A placa bacteriana é o depósito bacteriano macio, não mineralizado, que se forma nos dentes que não são limpos adequadamente.

▶ A gengivite é o resultado de alterações quantitativas na placa bacteriana e não do crescimento excessivo de microrganismos específicos

CÁLCULO

► A mineralização na placa resulta na formação de cálculos.

► O cálculo é coberto por uma placa mole e retém produtos bacterianos

► A textura da superfície do cálculo promove a acumulação de placa bacteriana e a retenção de depósitos bacterianos irritantes

► O cálculo em si não é capaz de iniciar a doença periodontal

DOENÇA PERIODONTAL - FACTORES AMBIENTAIS
ALIMENTAÇÃO E NUTRIÇÃO

A influência da nutrição nas doenças periodontais parece ser exercida principalmente a 3 níveis:

1. Sobre o metabolismo da flora da fenda gengival e da placa bacteriana
2. Sobre o processo de reparação do tecido conjuntivo no local
3. Sobre a resposta imunológica aos antigénios microbianos

PROTEÍNA

► A desnutrição proteico-energética está associada à osteoporose do osso alveolar, ao adelgaçamento do ligamento periodontal, à degeneração das fibras de colagénio periodontal, ao atraso na deposição de cemento e à cicatrização tardia de feridas

► A periodontite agressiva é mais prevalente

VITAMINA C

► Relação direta entre a concentração de ácido ascórbico no tecido gengival e a função epitelial sulcular, a síntese de colagénio e a permeabilidade do epitélio sulcular

► Na deficiência de vitamina C, verifica-se um aumento da permeabilidade do epitélio sulcular gengival, uma diminuição da síntese de colagénio e uma função de barreira epitelial sulcular deficiente devido à gengivite provocada por toxinas bacterianas e antigénios do tecido conjuntivo subjacente

CÁLCIO E FÓSFORO

► Têm efeito sobre a inflamação gengival, a profundidade das bolsas e a mobilidade dos dentes

► Uma dieta rica em cálcio leva a uma menor reabsorção óssea

► Relação inversa entre a ingestão de cálcio e a reabsorção do rebordo

ZINCO

A carência conduz a:

1. Inibição das funções imunitárias mediadas por células
2. Inibe a formação de colagénio
3. Aumento da permeabilidade epitelial sulcular e juncional
4. Aumento da reabsorção óssea alveolar

FERRO

► Relação inversa entre o ferro e a permeabilidade epitelial sulcular e juncional

► A deficiência reduz a competência dos fagócitos e deprime a mieloperoxidase nos macrófagos

► A deficiência inibe a hidroxilação da prolona na síntese do colagénio

DISTRIBUIÇÃO GEOGRÁFICA

► Elevada prevalência - Chile, Líbano, Jordânia

► Intermediário - Colômbia, Equador

► Baixo - população branca dos EUA, esquimós do Alasca

URBANIZAÇÃO

► Menos frequente na população urbana do que na rural

► Principalmente devido à formação académica

ÍNDICES DE AVALIAÇÃO DA PERIODONTITE

a) Índice periodontal
b) Índice de doença periodontal
c) Índice periodontal gengival
d) Índice Periodontal Comunitário de Necessidades de Tratamento
e) Índice Periodontal Comunitário
f) Índice de rastreio e registo periodontal
g) Índice periodontal de tratamento
h) Índice de Doença Periodontal da Marinha

ÍNDICE PERIODONTAL (PI)

► Russell AL (1956)

► Ferramenta epidemiológica

► Estima a doença periodontal pela presença/ausência de inflamação gengival, formação de bolsas e função mastigatória

► Regista alterações reversíveis e irreversíveis

Scoring and Criteria for the Periodontal Index	
Score	Criteria
0	*Negative.* There is neither overt inflammation in the investing tissues nor loss of function due to destruction of supporting tissue.
1	*Mild gingivitis.* There is an overt area of inflammation in the free gingivae which does not circumscribe the tooth.
2	*Gingivitis.* Inflammation completely circumscribes the tooth, but there is no apparent break in the epithelial attachment.
6	*Gingivitis with pocket formation.* The epithelial attachment has been broken and there is a pocket (not merely a deepened gingival crevice due to swelling in the free gingivae). There is no interference with normal masticatory function, the tooth is firm in its socket, and has not drifted.
8	*Advanced destruction with loss of masticatory function.* The tooth may be loose; may have drifted; may sound dull on percussion with a metallic instrument; may be depressible in its socket.

Mouth Condition and Periodontal Scores	
Most People with	*Score in the Range of*
Clinically normal supportive tissues	zero to .2
Simple gingivitis	.3 to .9
Beginning destructive periodontal disease	.7 to 1.9
Established destructive periodontal disease	1.6 to 5.0
Terminal disease	3.8 to 8.0

Pontuação PI por indivíduo =

Soma das pontuações individuais Número de dentes presentes

Vantagens:

1. Simples de utilizar
2. O método é preciso e provou fornecer dados adequados sobre a doença periodontal

Desvantagens:

1. Tende a subestimar o verdadeiro nível de doença
2. Variações devidas ao método subjetivo
3. Sobreposição de pontuações
4. As radiografias são necessárias para estimar a perda óssea
5. Sem avaliação do tratamento

ÍNDICE DE DOENÇA PERIODONTAL (PDI)

► Modificação clínica do Índice PI de Russell

► Trata-se de uma avaliação exacta do estado periodontal de um indivíduo

► Dentes indicadores: 16, 21, 24, 36, 41 e 44

► Universidade de Michigan É utilizada a sonda n.º 0

Score		Criteria
Gingival status	0	Absence of signs of inflammation
	1	Mild to moderate inflammatory gingival changes, not extending around the tooth.
	2	Mild to moderately severe gingivitis extending all around the tooth.
	3	Severe gingivitis characterized by marked redness, swelling tendency to bleed and ulceration.
Periodontal status	4	Gingival crevice extending apical to CEJ not more than 3 mm.
	5	Gingival crevice apical to CEJ 3–6 mm.
	6	Gingival crevice more than 6 mm from CEJ.

Sistema de ponderação utilizado para o PDI modificado e o PDI

Modified PDI	PDI (original)
0–3 mm = 5	0–3 mm = 4
3–6 mm = 6	3–6 mm = 5
over 6 mm = 7	over 6 mm = 6

Vantagens:

1. Fornece valores médios para a gengivite de todo o dente
2. Fornece os dados necessários para a avaliação da prevalência da gengivite e da periodontite

3. Fornece dados para avaliar a necessidade total de tratamento periodontal para o indivíduo e a população

4. Estabelece um registo preciso do nível de suporte periodontal no momento da indexação

Desvantagem:

1. Não diferencia a perda de suporte periodontal por periodontite ou por atrofia

	Criteria	Score
	None	0
Calculus	Supragingival calculus extending only slightly below the free gingival margin (not more than 1 mm)	1
	Moderate amount of supra and subgingival calculus or subgingival calculus alone	2
	An abundance of supra and subgingival calculus	3
	None	0
	Present on some but not on all interproximal buccal and lingual surfaces of tooth	1
Plaque	Plaque present on all of the interproximal buccal and lingual surfaces but covering less than half of these surfaces	2
	Plaques extends over all interproximal buccal and lingual surfaces and covering more than one half of these surfaces	3

Pontuação da placa ou do cálculo:

Pontuação total da placa bacteriana ou do cálculo Número de dentes examinados

ÍNDICE PERIODONTAL GENGIVAL (IPG)

► Desenvolvido por O'Leary TV, Gibson WA, Shannon IL, Schuessler CF e Nabers CL (1963)

► Avalia a saúde gengival e o estado do osso alveolar de suporte

	Score	Criteria
Gingival status	0	Gingiva tightly adapted to teeth, firm consistency with a physiologic architecture
	1	Slight to moderate inflammatory changes are present. One or combination of the following involving one or more teeth in the segment but not completely surrounding the teeth. Change in color, loss of normal consistency as evidenced by retraction of the gingival margin from the tooth surface when the tissue is dried with firm blast of compressed air, blunting and enlargement of marginal or papillary gingiva
	2	Above changes, singly or in combination, are found completely encircling one or more teeth in the segment
	3	Marked inflammation or gingival contour changes which include: acute gingival inflammation, as loss of surface continuity [ulceration], spontaneous hemorrhage, loss of faciolingual continuity or interdental papilla, marked deviation from normal contour (gross thickening of the marginal tissue enlargement or gingival tissue covering more than 1/3rd of the anatomic crown. loss of continuity of inter-dental papilla; clefts).
Periodontal status	0	Probe does not extend 1 mm apical to CEJ and there is no exposure of CEJ on any surface of any teeth
	4	Probe extends up to 3 mm apical to CEJ of any tooth in a segment
	5	Probe extends from 3 - 6 mm, apical to CEJ any tooth a segment
	6	Probe extends more than 6 mm of any tooth in a segment

Pontuação:

A pontuação mais alta (gengival ou nãoperiodontal) encontrada para cada segmento dentário é recorrigida e a soma dividida pelo número de segmentos dá a pontuação GPI para o indivíduo

ÍNDICE PERIODONTAL COMUNITÁRIO DE NECESSIDADES DE TRATAMENTO (CPITN)

► Jukka Ainamo, David Barmes, George Beagrie, Terry Cutress, Jean Martin e Jennifer Sardo-Infirri (1977)

► O procedimento CPITN é recomendado para estudos epidemiológicos da saúde periodontal.

► Fornece orientações sobre o planeamento e o controlo da eficácia dos programas de cuidados periodontais e sobre o pessoal dentário necessário.

CODE	CRITERIA
CODE X	When only one tooth or no teeth are present in a sextant (third molars are excluded unless they function in place of second molars).
CODE 4	Pathological pocket of 6 mm or more present i.e, the black area of CPITN probe is not visible. Note : If the designated tooth or teeth are found to have a 6 mm or deeper pocket in the sextant being examined, a code of 4 is given to the sextant. Recording of code 4 makes further examination of that sextant unnecessary - ie, there is no need to record the presence or absence of pathological pockets of 4 or 5 mm, calculus or bleeding.
CODE 3	Pathological pocket of 4 mm - 5 mm present, i.e, when the gingival margin is on the black area of the probe. Note : If the deepest pocket found at the designated tooth or teeth in a sextant is 4 or 5 mm, a code of 3 is recorded- there is no need to examine for calculus or gingival bleeding.
CODE 2	Presence of supra or subgingival calculus
CODE 1	Gingival bleeding after gentle probing Note : The gingivae of the designated tooth or teeth should be inspected for presence or absence of bleeding before the subject is allowed to swallow or close his mouth. At times, bleeding may be delayed for 10-30 seconds after probing.
CODE 0	No signs of disease.

TN 0	A recording of Code 0 (healthy) or Code X (missing) for all six sextants indicates that there is no need for periodontal treatment.
TN 1	A recording of code 1 Indicates a need for improving the personal oral hygiene of that individual.
TN 2a	A recording of code 2 Indicates a need for scaling Indicates a need for improving the personal oral hygiene of that individual.
TN 2b	A recording of code 3 (Shallow to moderate pocketing of 4 - 5 mm) Indicates a need for scaling and root planing Indicates a need for improving the personal oral hygiene of that individual Scaling and root planing will usually reduce inflammation and bring 4 mm or 5 mm pockets to values of 3 mm or below. Thus sextants with code 3 are placed in the same treatment category as for code 2.
TN 3	A recording of code 4 (6 mm or deeper pockets) Complex treatment which could involve deep scaling, root planing and more complex surgical procedures.

Vantagens:

1. A pontuação é simples
2. Equipamento mínimo

3. Uniformidade internacional
4. Amplamente aceite
5. Podem ser definidos objectivos periodontais mensuráveis
6. Registo das condições de tratamento

Desvantagens:

1. A pontuação 1 é difícil de reproduzir
2. Registo parcial e total - Discutível

3. Não regista alterações irreversíveis
4. Não há distinção entre cálculo supra e subgengival

Utilizações:

1. Mede as necessidades de tratamento
2. Ajuda no planeamento da saúde pública
3. Utilizado para medir as condições periodontais ao longo do tempo
4. Rastreio de manifestações de doença periodontal
5. Utilizado como uma ferramenta para identificar factores de risco e a sua associação

ÍNDICE PERIODONTAL COMUNITÁRIO (CPI)

► Sonda CPI - Ponta esférica de 0,5 mm com banda preta entre 3,5 e 5,5 mm e anel a 8,5 e 11,5

► Sextante ou dente de índice que regista a pontuação CPI:

Code	Criteria
0	Healthy
1	Bleeding observed, directly or by using a mouth mirror, after probing.
2	Calculus, detected during probing, but all black band of probe visible.
3	Pocket of 4–5 mm (gingival margin within the black band)
4	Pocket 6 mm or more (black band not visible)
X	Excluded sextant
9	Not recorded

Pontuação de perda de ligação:

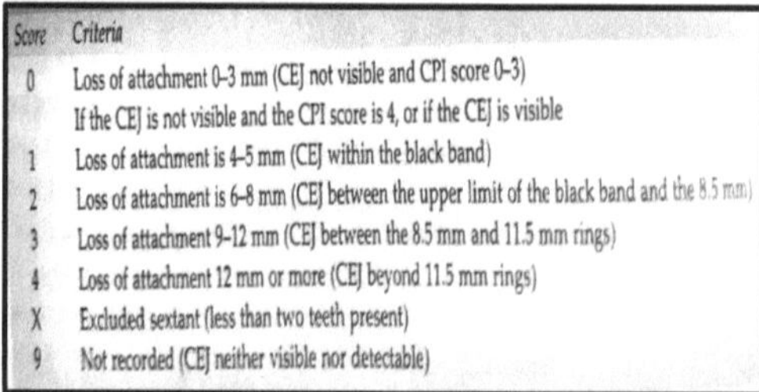

Score	Criteria
0	Loss of attachment 0–3 mm (CEJ not visible and CPI score 0–3)
	If the CEJ is not visible and the CPI score is 4, or if the CEJ is visible
1	Loss of attachment is 4–5 mm (CEJ within the black band)
2	Loss of attachment is 6–8 mm (CEJ between the upper limit of the black band and the 8.5 mm)
3	Loss of attachment 9–12 mm (CEJ between the 8.5 mm and 11.5 mm rings)
4	Loss of attachment 12 mm or more (CEJ beyond 11.5 mm rings)
X	Excluded sextant (less than two teeth present)
9	Not recorded (CEJ neither visible nor detectable)

ÍNDICE DE RASTREIO E REGISTO PERIODONTAL (PSR)

► Americano Dental Dental Association(ADA) e Americana Academia de Periodontologia (AAP) - 6 de outubro de 1993

► Registo sábio do sextante

► Seis áreas de cada dente examinadas - mesiofacial, médio-facial, distofacial e áreas lingual / palatina correspondentes

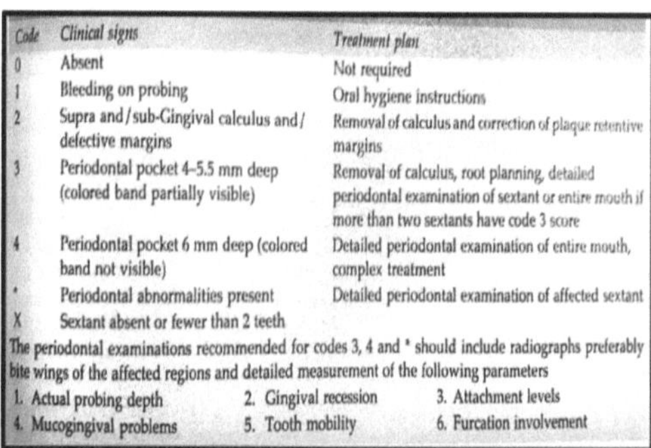

Code	Clinical signs	Treatment plan
0	Absent	Not required
1	Bleeding on probing	Oral hygiene instructions
2	Supra and / sub-Gingival calculus and / defective margins	Removal of calculus and correction of plaque retentive margins
3	Periodontal pocket 4–5.5 mm deep (colored band partially visible)	Removal of calculus, root planning, detailed periodontal examination of sextant or entire mouth if more than two sextants have code 3 score
4	Periodontal pocket 6 mm deep (colored band not visible)	Detailed periodontal examination of entire mouth, complex treatment
*	Periodontal abnormalities present	Detailed periodontal examination of affected sextant
X	Sextant absent or fewer than 2 teeth	

The periodontal examinations recommended for codes 3, 4 and * should include radiographs preferably bite wings of the affected regions and detailed measurement of the following parameters

1. Actual probing depth   2. Gingival recession   3. Attachment levels
4. Mucogingival problems   5. Tooth mobility   6. Furcation involvement

ÍNDICE PERIODONTAL DE TRATAMENTO (PIT)

► 1981 - 1985

► Forças Armadas do Reino Unido

► Dentes indicadores: Todos os primeiros molares e incisivos centrais maxilares direito e mandibular esquerdo

► Sonda PIT: Marcações a 4, 6, 8 e 11 mm e ponta esférica de 0,5 mm

Pit score	Clinical observation	Diagnostic implications
0	No pocketing of more than 4 mm or gingival bleeding	Health
1	No pocketing of more than 4 mm but gingival bleeding within 20 seconds or probing	Gingivitis
2	Pockets of 4–5 mm present [indicating a full pocket]	Possible early periodontitis
3	Pockets of 6 mm or more present [depth chart to be necessary]	Established periodontitis

The overall patient score ("PIT score") is recorded as the highest score of the six test teeth.

ÍNDICE DE DOENÇA PERIODONTAL DA MARINHA

Grossman FD e Fedi PF - 1974 Duas partes

1. Uma pontuação gengival que avalia a inflamação, determinada pela cor, consistência, alargamento e sangramento
2. Um score periodontal que mede a destruição dos tecidos, determinada pela profundidade da bolsa

Score	Criteria
Gingival score	
0	Gingival tissue is of normal color, has firm consistency and no exudates is present
1	Inflammatory changes are present and do not completely encircle the tooth, changes may include, any color change, loss of normal consistency, slight enlargement, and blunting of papilla and tendency to bleed on palpation.
2	Inflammatory changes listed above encircling the tooth
Pocket score	
0	Probing reveals pocket depth not over 3 mm
5	Probing reveals pocket depth greater than 3 mm but less than 5 mm
8	Probing reveals pocket depth greater than 5 mm

Cálculo:

► São adicionados os scores gengivais e periodontais de todos os dentes

Recomendações de tratamento:

► 0 - 2 = Profilaxia oral, instruções de controlo da placa bacteriana

▶ 5 - 7 = Exame oral completo, tratamento periodontal, instruções de controlo da placa bacteriana

▶ 8 - 10 = Exame oral completo, tratamento periodontal iniciado por um médico de clínica geral, com possível encaminhamento para um periodontista

PREVALÊNCIA DE DOENÇAS PERIODONTAIS

Ano	País	Grupo etário	Tamanho da amostra	Pontuação do IPC 3	Pontuação do IPC 4
2010	Malásia	35 - 44	29,66,187	36%	35%
2010	Malásia	65+	7,59,220	32%	33%
2012	Mongólia	15 - 19	523	46%	1%
2012	Mongólia	35 - 44	258	59%	3%
2012	Mongólia	65 - 74	188	43%	16%

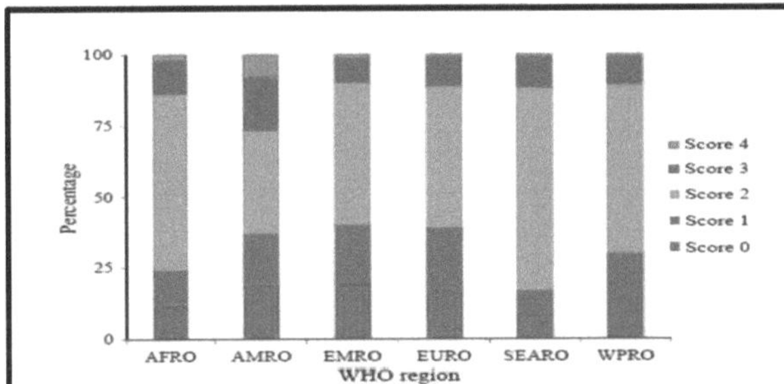

Maximal Community Periodontal Index (CPI) scores of 15- to 19-year-old subjects, expressed as a percentage and stratified according to World Heath Organization (WHO) region (89). AFRO, the African Region; AMRO, the Americas Region; EMRO, the Eastern Mediterranean Region; EURO, the European Region; SEARO, the South-East Asia Region; WPRO, the Western Pacific Region.

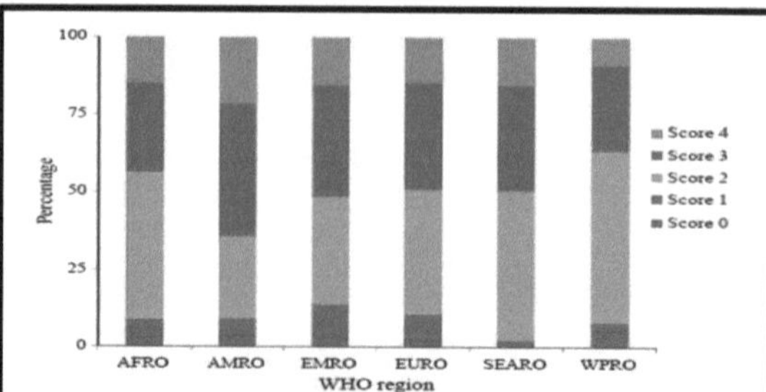

Maximal Community Periodontal Index (CPI) scores of 35- to 44-year-old subjects, expressed as a percentage and stratified according to World Heath Organization (WHO) region (89). AFRO, the African Region; AMRO, the Americas Region; EMRO, the Eastern Mediterranean Region; EURO, the European Region; SEARO, the South-East Asia Region; WPRO, the Western Pacific Region.

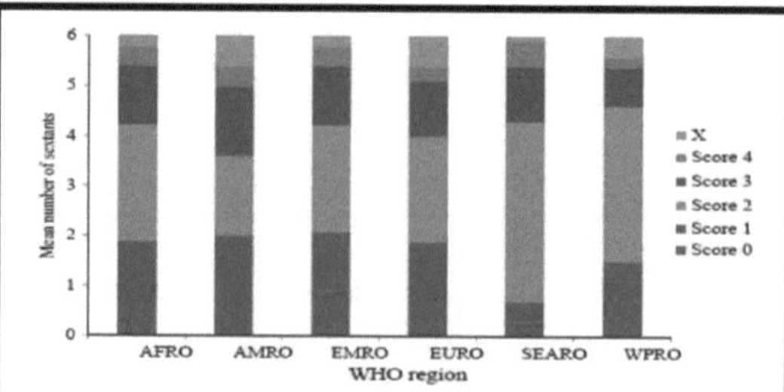

Distribution of certain Community Periodontal Index (CPI) scores, shown as mean numbers of sextants, in 35- to 44-year-old subjects according to World Health Organization (WHO) region (89). AFRO, the African Region; AMRO, the Americas Region; EMRO, the Eastern Mediterranean Region; EURO, the European Region; SEARO, the South-East Asia Region; WPRO, the Western Pacific Region.

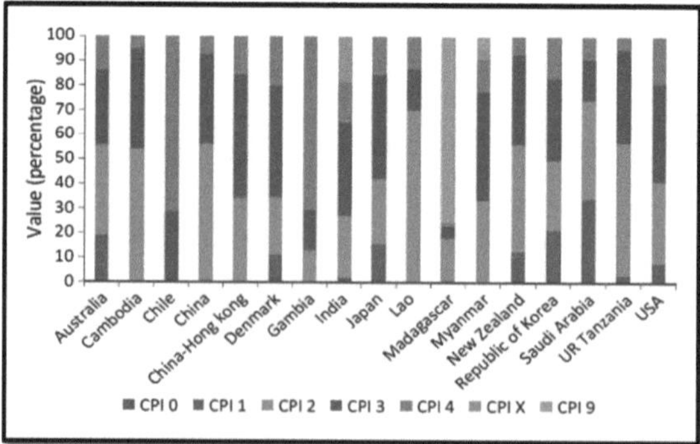

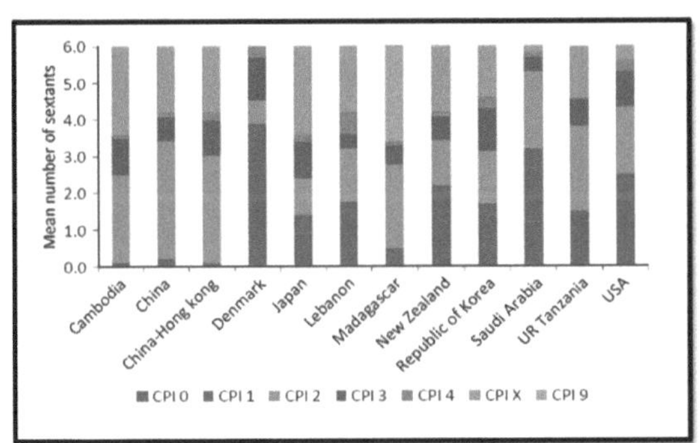

Mean number of sextants
6.0
5.0
4.0
3.0
2.0
1.0
0.0
Cambodia
China
China-Hong kong
Denmark
Japan
Lebanon
Madagascar
New Zealand
Republic of Korea
Saudi Arabia
UR Tanzania
USA
CPI 0
CPI 1
CPI 2
CPI 3
CPI 4
CPI X
CPI 9

CONCLUSÃO

Os inquéritos periodontais permitem determinar a prevalência, a extensão e a gravidade das doenças periodontais numa população. Uma melhor compreensão da relação causal entre os factores de risco e a ocorrência de doenças através de estudos epidemiológicos constitui a base das disciplinas de avaliação de riscos e controlo de doenças

REFERÊNCIAS

► Newman MG, Carranza FA, Takei H, Klokkevold PR. Periodontologia Clínica de Carranza. 10ª ed. Elsevier Health Sciences; 2006.

► Saini R, Marawar PP, Shete S, Saini S. Periodontite, uma verdadeira infeção. J Glob Infect Dis 2009; 1(2): 149-50.

► A Academia Americana de Periodontologia. Glossário de termos periodontais. 4th Edition. Chicago: 2001.

► Highfield J. Diagnóstico e classificação da doença periodontal. Aust Dent J 2009; 54: S11-26.

► Preshaw PM. Definições de doença periodontal em investigação. J Clin Periodontol 2009; 36(1): 1-2.

► Magnusson I, Walker CB. Periodontite refractária ou recidiva da doença. J Clin Periodontol 1996; 23(3 Pt 2): 289-92.

► Novak MJ. Periodontite ulcerativa necrosante. Ann Periodontol 1999; 4(1): 74-8.

► De Boever J, De Boever A. Oclusão e saúde periodontal. Oclusão e prática clínica. Uma abordagem baseada em evidências. Wright Publishing; 2004. p. 83-91.

► Hiremath SS. Livro de Texto de Odontologia Preventiva e Comunitária. 2ª Edição. Nova Deli: Elsevier India; 2011.

► Marya CM. A Textbook of Public Health Dentistry (Livro de texto de odontologia de saúde pública). Nova Deli: Jaypee Brothers Medical Publishers; 2011.

► Peter S. Essentials of Preventive and Community Dentistry (Public Health Dentistry). 4ª edição. Nova Deli: Arya Medi Publishing House; 2011.

► Burt BA. O papel da epidemiologia no estudo das doenças periodontais. Periodontol 2000 1993; 2: 26-33.

► Page RC, Eke PI. Definições de casos para utilização na vigilância de base populacional da periodontite. J Periodontol 2007; 78(7 Suppl): 1387-99.

► Savage A, Eaton KA, Moles DR, Needleman I. Uma revisão sistemática das definições de periodontite e dos métodos que têm sido utilizados para identificar esta doença. J Clin Periodontol 2009; 36(6): 458-67.

► Borrell LN, Papapanou PN. Epidemiologia analítica da periodontite. J Clin Periodontol 2005; 32 Suppl 6: 132-58.

► Burt B, Comité de Investigação, Ciência e Terapia da Academia Americana de Periodontologia. Documento de posição: epidemiologia das doenças periodontais. J Periodontol 2005; 76(8): 1406-19.

► Petersen PE, Ogawa H. O peso global da doença periodontal: rumo à integração com a prevenção e controlo de doenças crónicas. Periodontol 2000 2012; 60(1): 15-39.

► Susin C, Haas AN, Albandar JM. Epidemiologia e demografia da periodontite agressiva. Periodontol 2000 2014; 65(1): 27-45.

► Russell AL. O Índice Periodontal. J Periodontol 1967; 38(6 Parte II): 585-91.

► Ramfjord SP. O Índice de Doença Periodontal (PDI). J Periodontol 1967; 38(6 Parte II): 602-10.

► O'Leary T. O exame de rastreio periodontal. J Periodontol 1967; 38(6 Part II): 617-24.

► Nanaiah KP, Nagarathna DV, Manjunath N. Prevalência de periodontite entre os adolescentes com idades compreendidas entre os 15 e os 18 anos na cidade de Mangalore: Um estudo epidemiológico e microbiológico. J Indian Soc Periodontol 2013; 17(6): 784-9.

► Al-Harthi LS, Cullinan MP, Leichter JW, Thomson WM. Periodontite entre populações adultas no mundo árabe. Int Dent J 2013; 63(1): 7-11.

► OMS | Perfis periodontais dos países [Internet]. OMS. [cited 2015 Dec 29]. Disponível em: http://www.who.int/oral_health/databases/niigata/en/

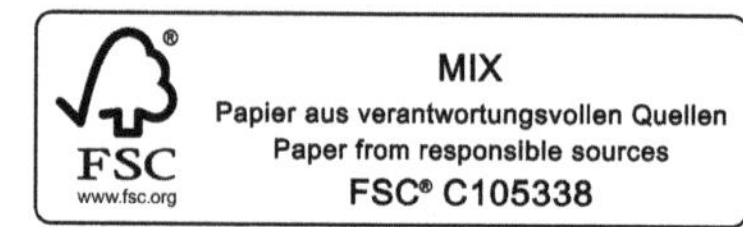

Printed by Books on Demand GmbH, Norderstedt / Germany